# Der Sauna Guide

# Richtig saunieren und schwitzen

Copyright © 2016 Mike Prange (Zweite Auflage)

ISBN-10:1534904034
ISBN-13:978-1534904033

Haftungsausschluss: Die Inhalte dieser Puplikation wurden sorgfältig recherchiert. Dennoch haftet der Autor nicht für die Folgen von Irrtürmern, mit denen der vorlegende Inhalt behaftet sein könnte.

# Inhaltsverzeichnis

# Sauna - Erholung –

# Entspannung ?

## Vor dem Sauna Besuch:

17:00 Uhr. Feierabend und sofort in die Sauna. So sehen viele Saunagäste von Montags bis Freitags aus. Viele fahren direkt nach der Arbeit völlig unentspannt und gestresst direkt zur Sauna. Dort angekommen geht der Stress weiter. Die Wartezeit an der Kasse, andere genervte Gäste und keine freie Liege.

Mach es besser. Der erste Schritt zum entspannten saunieren ist, die Stoßzeiten in der Sauna zu meiden. In der Woche ist vormittags bis ca. 16 Uhr ideal für einen entspannten Saunabesuch. Wenn es nur in den Abendstunden möglich ist, bieten sich die letzten 2 Stunden vor Schließung an. Am Wochenende sollte möglichst früh morgens direkt in die Sauna fahren. In den ersten Stunden ist es in der Regel nicht überfüllt und perfekt zum Entspannen.

Noch einige Punkte, um vorab entspannter in die Sauna zu fahren:

- nach der Arbeit erst einmal abschalten. Gehe zum Sport, verbringe Zeit mit der Familie oder suche dir dein individuelles Ritual, um nach der Arbeit runter zu kommen. So fährst du vorab schon viel entspannter in die Sauna.
- iss eine Kleinigkeit vorab. Am besten leichte Kost, die nicht "schwer" im Magen liegt. Ein Salat oder etwas Geflügel ist ideal dafür.
- da bei einem Saunagang viel Flüssigkeit verloren wird, sollten deine
Reserven schon im Vorfeld aufgefüllt sein. Leider habe ich zu oft erlebt,
wie schnell der Kreislauf bei Saunagästen, die dies nicht beherzigt haben, abgesackt ist. Mineralwasser ist dafür bestens geeignet.
- lass dein Handy zu Hause oder im Auto liegen. In der heutigen Zeit sind wir ständig erreichbar. Was gleichzeitig auch Stress bedeutet. Wenn du dein Handy gleich im Vorfeld zu Hause lässt kommst du gar nicht erst in Versuchung, auf dein Handy zu schauen. In echten Notfällen kann man auch direkt in der Sauna anrufen. Die Telefonnummer findet man mit Leichtigkeit auf der jeweiligen Homepage.
- gehe alleine in die Sauna oder mit Menschen, mit denen du dich gerne umgibst.

- nimm ein gutes Buch mit. Es gibt immer mal wieder Ruhephasen, in denen man mal wieder ein gutes Buch lesen kann.

Was sollte alles mit in die Sauna genommen werden?

*Folgende Dinge sollten mit in die Sauna genommen werden:*

- **mindestens drei Handtücher.** Darunter sollte ein großes Handtuch sein. Das große Handtuch wird dafür genutzt, um sich in der Sauna darauf zu setzen. Ein anderes Handtuch wird dafür gebraucht, um sich nach dem kalten Abduschen abtrocknen zu können. Das letzte Handtuch wird zum frisch machen benötigt.
- **einen Bademantel.** Es ist gemütlicher, sich nach einem Aufguss oder Saunagang in einen Bademantel zu hüllen. Da der Saunabereich ein textilfreier Bereich ist, ist ein Bademantel ideale dafür geeignet, um den Körper vor Kälte zu schützen.

- **eine Decke** für die Ruheliegen. In den meisten Saunen sind zwar Decken vorhanden, doch meistens ist dieses Kontingent an Decken sehr begrenzt. Eine eigene Decke ist hygienischer. Es ist ungewiss, wie viele Leute vorher unter dieser Decke lagen oder wann sie das letzte mal gewaschen wurde.
- ein gutes Buch, um sich während der Ruhephasen entspannen zu können.
- frische Wechselkleidung.
- ausreichend Wasser zum Trinken.
- nach Bedarf etwas leichtes zu essen. Paprika, Gurken, Karotten, Ein Apfel sind einige Beispiele für eine kleine, leichte Erfrischung für zwischendurch.
- hautcreme. Die Haut ist nach dem saunieren meistens trocken. Hautcreme gibt der Haut die notwendige Feuchtigkeit wieder.

# Verschiedene Saunaarten

Es gibt die verschiedensten Arten und Bauweisen von Saunen. Manche sogar sehr kreativ von Architekten designed und entworfen. Jedoch lassen sich die Saunen in Ihre maximale Grad Zahlen unterteilen.

Von einer „Sauna" spricht man ab einer Temperatur von 70 Grad. Alles unter dieser Temperatur fallen unter den Begriff Warmluftbäder. Die meisten Saunen haben eine Temperatur zwischen 70-100 Grad. Dabei ist darauf zu achten, dass diese Temperaturen nicht auf der untersten Saunabank erreicht werden. Es sollte sich daher mindestens auf die mittlere Bank gesetzt oder gelegt werden. Die Wärme staut sich oben. Dort werden die höchsten Temperaturen erreicht. Mit der Luftfeuchtigkeit verhält es sich ebenfalls so. Auf den obersten Plätzen ist die Luft sehr trocken. Ein Saunagang sollte sich hier zwischen 8-12 Minuten aufhalten.
Die Namen solcher Saunen können sehr unterschiedlich sein. Einige Beispiele sind die *finnische Sauna, die Kelo Sauna oder auch die Erdsauna.*

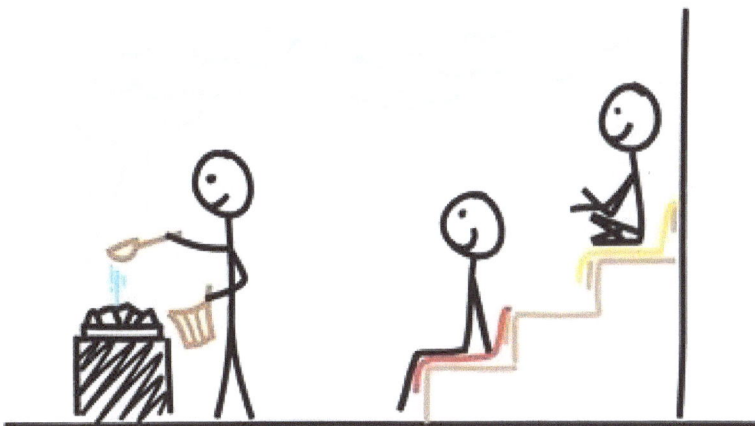

Merke:
Erst auf der mittleren Bank wird die
gewünschte Wärme erreicht. Die Wärme
steigt nach oben und staut sich dort.

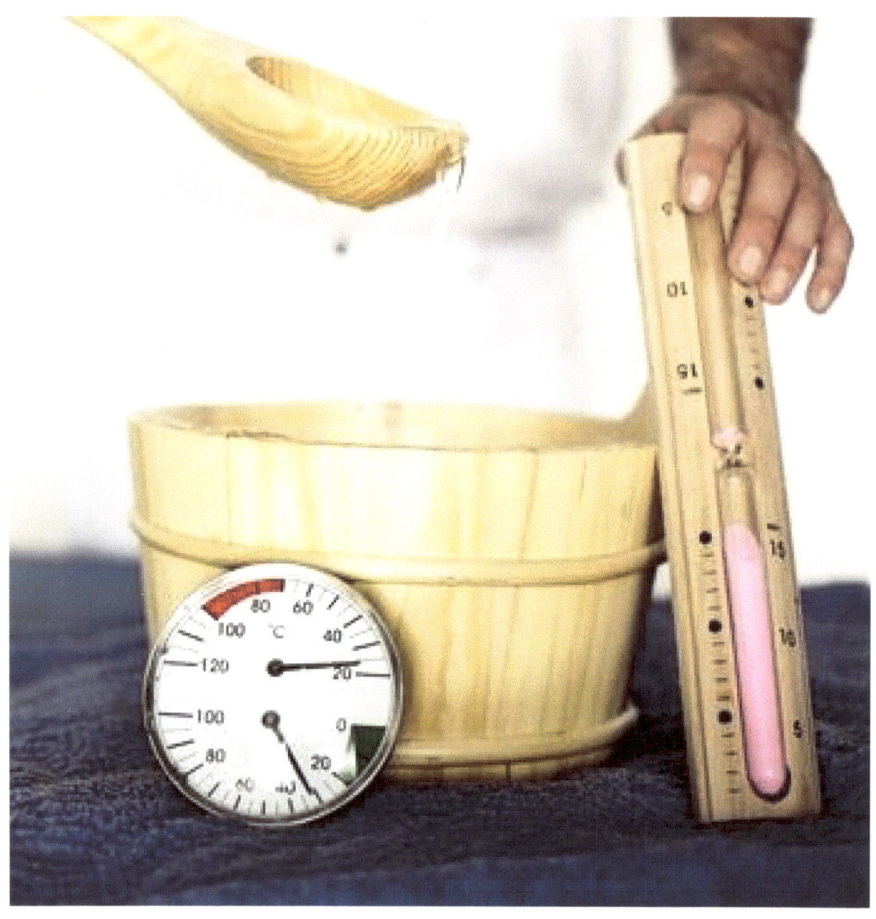

Tipp:
In den Saunen befinden sich Sanduhren. So hast du stets die Zeit im Auge.

## Warmluftbäder:

Unter den Begriff Warmluftbäder fallen alle Saunen mit einer Temperatur unter 70 Grad. Aufgrund der geringen Temperatur ist sie besonders für Saunaanfänger geeignet. Um bei Warmluftbädern den gewünschten Effekt zu erreichen, empfiehlt sich hier ein Aufenthalt von 20-30 Minuten. Ein häufiger Name einer solchen Sauna ist eine Biosauna.

## Dampfbäder:

Dampfbäder haben vergleichsweise eine geringe Temperatur, die in der Regel 45 Grad nicht übersteigt. Das besondere an einem Dampfbad ist die hohe Luftfeuchtigkeit, die bei 100% liegt. Dadurch bilden sich beim Betreten eines Dampfbades sofort Schweißperlen auf der Hautoberfläche. Ein Dampfbad ist gut geeignet für Anwendungen wie ein Salzpeeling oder ein Honigpeeling. In einigen Saunen wird dies regelmäßig angeboten. Hier empfiehlt sich ein Aufenthalt von 8-12 Minuten.

## Infrarot-Kabinen:

Infrarot-Kabinen sind eine besondere Form der Sauna. Durch die Infrarot Strahlen erwärmt sich der Körper nicht von außen, sondern von innen. Es sind meistens kleinere Kabinen. Durch das Eindringen der Wärmestrahlen entsteht eine Tiefenwärme im Körper die sehr angenehm ist. Dieses Gefühl kann man nicht beschreiben, man muss es selbst erlebt haben. Der Vorteil an einer Infrarot Kabine ist, dass die Innentemperatur bei ungefähr 25 Grad liegt (Variiert von Hersteller zu Hersteller) und die Kabine somit nicht lange vorgeheizt werden muss. Daher sind bereits viele private Saunen Infrarot-Kabinen.

Für ein hygienisches Miteinander sollte in allen Saunen ein großes Handtuch mitgenommen werden um sich darauf setzten zu können. Somit ist gewährleistet, dass kein Schweiß auf die Saunabänke kommt.

# Wie wirken Saunagänge auf den menschlichen Körper?

## Kurzfristige Effekte:

Die kurzfristigen Effekte sind bereits nach zwei- bis dreimaligen Saunagängen sichtbar. Die Poren werden durch das Schwitzen gereinigt. Dadurch sieht die Haut sieht nach einem Saunabesuch deutlich frischer aus. Das liegt daran, dass während des Saunierens alte Hautzellen entfernt werden. Außerdem wird die Muskulatur entspannt. Zusätzlich kommt die Seelische Entspannung nach einem Saunabesuch dazu.

Da ein Saunabesuch die Haut austrocknet, sollte nach dem Saunieren mit Hautcreme nachgeholfen werden.

## Der langfristige Effekt:

Regelmäßige Saunieren stärkt nachweislich das Immunsystem. Der Körper ist gestärkt gegen Krankheiten wie zum Beispiel einer Erkältung. Das Krankheitsbild ist vergleichsweise geringer. Die Symptome die bei zum Beispiel bei einer Erkältung auftreten sind deutlich milder.
Um das langfristige Ziel zu erreichen sollte mindestens drei Monate in regelmäßigen Abständen von 8-10 Tagen die Sauna aufgesucht werden.

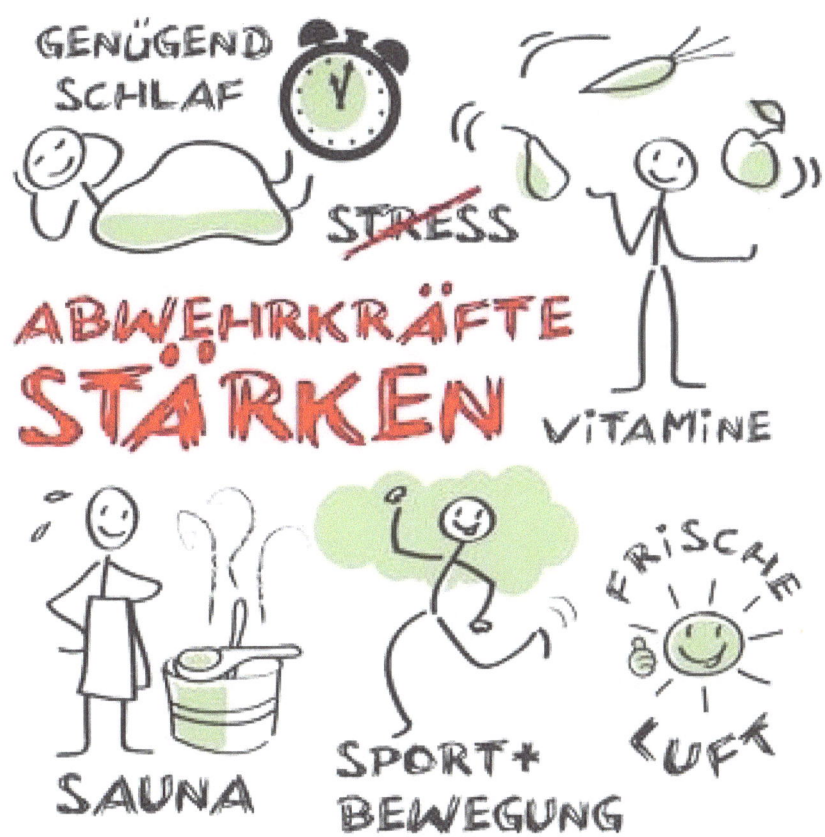

Merke:
Durch regelmäßige Saunagänge im Sommer/Herbst wird das Immunsystem gestärkt, sodass im Winter weniger wahrscheinlich Erkältungen auftreten.

# Der Aufguss

In Deutschland ist es in öffentlichen Saunen üblich, dass regelmäßige Aufgüsse von geschultem Personal stattfinden.

Um wie viel Uhr welcher Aufguss stattfindet, kann der Aufgusstafel der jeweiligen Sauna entnommen werden.

## Klassische Aufgüsse:

Ein klassischer Aufguss hat eine Dauer von 8-12 Minuten. Ein Saunamitarbeiter oder Saunameister betritt die Sauna mit einem Eimer mit Aufgusswasser (Wasser mit Duftkonzentrat) und beginnt Ihren Aufguss. In der Regel besteht der Aufguss aus drei Runden des Aufgießens und verwedeln der Luft.

Somit wird die Luftfeuchtigkeit und die Hitze langsam gesteigert. Nachdem das Wasser aufgegossen wurde, wird die Luft mit einem Handtuch, einem Fächer, Palmenblätter oder einem sonstigem Gegenstand verwirbelt. Je nach Sauna, wird in der letzten Runde jeder Saunagast einzeln mit dem Aufgusstuch einzeln angewedelt. Das nennt man auch das „abgeschlagen".

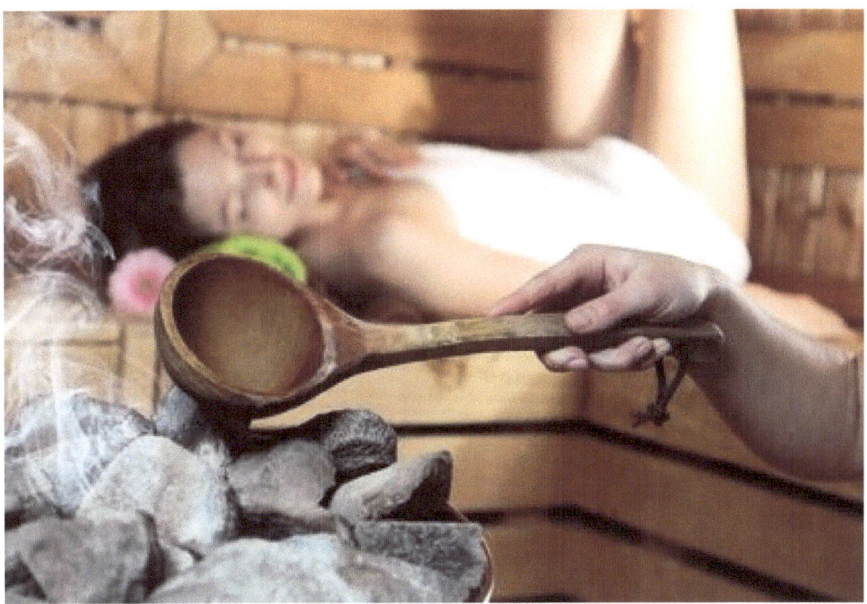

## Meditative Aufgüsse:

Ein meditativer Aufguss erfolg, wenn der Saunameister vor dem Aufguss um absolute Ruhe bittet.

Andere Möglichkeiten sind bestimmte Gadgets mit in den Aufguss zu nehmen. Eine „Ocean drum" sorgt zum Beispiel für ein Meeresrauschen. Dies weckt wohlige Urlaubserinnerungen und einen Tag am Strand hervor. Andere Musikinstrumente wie zum Beispiel eine Panflöte sorgen für eine beruhigede Stimmung während des Aufgusses.

Durch die Schwingungen, die von einem Instrument entstehen, kommt es während des Aufgusses zu einem stärkerem und anderem wärmeempfinden. In der Regel wird bei so einem Aufguss nicht mit einem Handtuch gewedelt.

## Banja:

Ein Banja Aufguss gehört zu einem Erlebnisaufguss. Getrocknete Birkenzweige werden ca. 24 Stunden in Wasser eingelegt. Der Sud wird als natürliches Aufgussmittel genutzt. Meistens werden die Birkenzweige zusammen mit dem Sud auf den Saunaofen gestellt um das Wasser aufzuwärmen.

Mit den Birkenzweigen wird nun aufgegossen und die Luft verwedelt.

Als Highlight wird bei einem klassischem Banja Aufguss der Rücken und die äußeren Gliedmaßen mit den Birkenzweigen abgeklatscht. Dies regt die Durchblutung an.

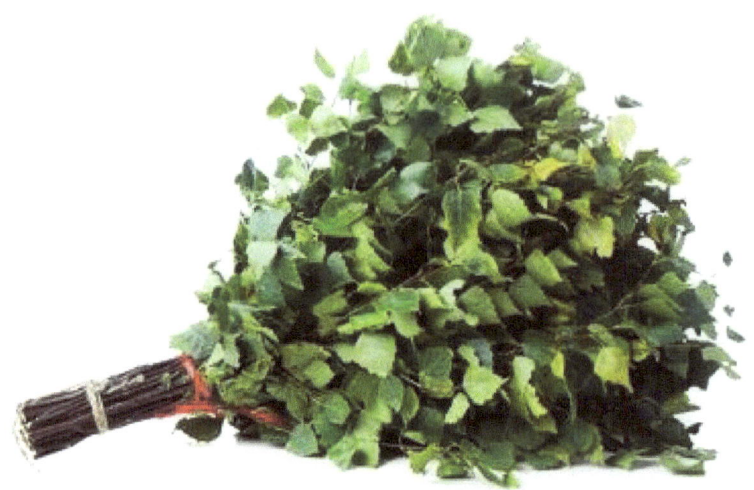

Birkenzweig für einen Banja-Aufguss.

## Honig-Aufguss:

Ein Honig-Aufguss ist in der Regel ein klassischer Aufguss. Nach der ersten Aufguss-Runde wird eine kleine Schale Honig verteilt. Diesen kann man nun zum einreiben benutzen. Der Honig gibt der Haut ihre Feuchtigkeit wieder und macht sie „geschmeidiger".

Ein Honig-Aufguss kann in einer klassischen Sauna oder in einem Dampfbad angeboten werden.

## Duftreisen:

Eine Duftreise ist ein besonderes Erlebnis. Die Gäste schließen ihre Augen und es wird eine Geschichte erzählt. Zusätzlich werden Handtücher, die in verschiedenen Düften eingelegt wurden zum wedeln benutzt. Der Duft soll die Stellen im Aufguss untermalen. Musik wird bei einer Duftreise auch gerne verwendet.

## Nach dem Aufguss

Nach einem Aufguss sollte der Körper wieder abgekühlt werden und Zeit bekommen, die erhöhte Körpertemperatur zu normalisieren.

Nach einem Aufguss empfiehlt es sich zunächst, an der frischen Luft spazieren zu gehen. So kommt der Kreislauf wieder in Schwung und die Haut kühlt sich ein wenig ab.

Danach sollte der Gang unter die kalte Dusche folgen. Zunächst empfiehlt es sich die Hände, Arme und die Beine mit kalten Wasser abzukühlen. Danach kurz mit dem kalten Körper unter die kalte Dusche stellen.

Danach sollte eine ausreichende Ruhepause eingelegt werden. Diese sollte zwischen 20-30 Minuten sein.

# Ablauf und Wirkung eines Aufgusses

Ein Aufguss ist für Saunagäste der Höhepunkt eines Sauna Besuchs. Ein Aufgussplan enthält wichtige Informationen zum Aufguss. Als Allergiker kannst du vor dem Saunagang dem Aufgussplan entnehmen, ob du einen Aufguss verträgst. Düfte mit Limonen können zum Beispiel allergische Reaktionen auslösen.

Klassischerweise geht man 5 Minuten bevor der Aufguss beginnt in die Sauna. Zum einen, um noch einen guten Platz zu bekommen und zum anderen, um sich für den Aufguss vorzuwärmen.

Die erste Aufgussrunde beginnt. Das Aufgusswasser mit entsprechendem Duft wird langsam über die heißen Saunasteine gegossen. Die Luftfeuchtigkeit steigt. Der Saunaduft verteilt sich. Durch die höhere Luftfeuchtigkeit kommt es zu weniger Schweiß-Verdunstung. Es bildet sich ein spezieller Schweißfilm auf der Haut. Dadurch entsteht ein höheres Hitzeempfinden.

Der Saunameister verwirbelt die Luft mit seinem Handtuch. Es werden die verschiedensten „Wedel-Techniken" eingesetzt. Durch das verwedeln der Luft wird die Schutzschicht, die sich auf der Hautoberfläche gebildet hat zerstört. Dadurch entsteht ein noch höheres Hitzeempfinden.

Die zweite Aufgussrunde beginnt. Wieder wird Wasser langsam über den Saunaofen verteilt. Der heiße Wasserdampf, der dabei entsteht trifft langsam auf den Körper und sorgt für ein starkes Hitzeempfinden. Die Luft wird anschließend wieder verwirbelt.

In manchen Saunen folgt eine dritte Runde oder der Aufguss endet nach der zweiten Runde.

# Sauna Düfte

Vorab ist zu sagen, dass die Düfte Herstellerabhängig sind. Mittlerweile haben sich einige Hersteller am Markt gebildet. Es kann also sein, dass die Düfte von anderen Herstellern den gleichen „Basisduft" besitzen, dennoch anders riechen. Bei meinen Erfahrungen beziehe ich mich auf den Hersteller „Warda".

Generell ist bei allen Düften darauf zu achten, dass nicht zu viel Konzentrat in das Wasser gemischt wird. Zu viel des Duft-Konzentrates verursacht ein Kratzen im Hals oder tränende Augen. Außerdem wird zu viel Konzentrat meistens als unangenehm empfunden.

Außerdem sollten Allergiker aufpassen. Häufiger habe ich erlebt, dass einige Saunagäste auf bestimmte Düfte allergisch reagieren. Mischungen mit Lemone, Nüssen oder Menthol haben bei einigen Gästen Reaktionen ausgelöst. Wenn Du Allergiker bist, bitte unbedingt darauf achten und vorher einen Arzt um Rat fragen.

## **Düfte, die die Atemwege befreien:**

Eukalyptus:

Eukalyptus ist sicherlich eines der beliebtesten klassischen Düfte, die die Atemwege befreien. Es hat einen angenehmen, leichten Duft der gut verträglich ist. Ein besonderes Erlebnis entsteht, wenn während des Aufgusses ein Eukalyptus Bonbon gelutscht wird.

Japanische-Heilpflanze:

Wer es etwas intensiver mag, für den ist die Japanische-Heilpflanze eine gute Wahl. Dieser Duft hat eine stärkere Note als Eukalyptus. Bei diesem Duft sollten die Augen geschlossen werden.

Schweizer Kräuter oder Alpenkräuter:

Diese Düfte würde ich von der Intensität her zwischen Eukalyptus und Japanischer-Heilpflanze einordnen. Die Schweizer Kräuter riechen wie die gleichnamigen Bonbons. Die Alpenkräuter riechen ähnlich wie die Schweizer Kräuter haben aber eine weichere Note.

Minze:

Ein weiterer Duft, der die Atemwege befreit ist Minze. Minzbeere ist für alle eine Alternative, die einen frische-Beeren-fruchtigen Geruch mit in den Duft haben möchten. Minze hat auch noch eine weitere Besonderheit aufzuweisen. Die Minze hat beim Verlassen der Sauna (an der frischen Luft) eine kühlende Wirkung auf der Haut. Nicht jeder mag diese Wirkung. Also einfach testen und ausprobieren. Bei dem Saunaduft Eisminze ist dieser Effekt nur leicht zu spüren.

Minze kann nach persönlichen Vorlieben prima mit anderen Düften gemischt werden. Gerne mische ich Ingwer mit Minze.

Mentholkristalle:

Mentholkristalle sind eine Möglichkeit, ohne Wasser einen angenehmen Duft, der die Atemwege befreit in der Sauna zu erzeugen. Die Mentholkristalle können einfach auf dem Saunaofen verteilt werden. Nach einigen Minuten hat sich der Menthol-Duft im Raum verteilt (mit leichtem „wedeln" mit einem Handtuch kann dem noch schneller nachgeholfen werden).

Achtung. Bitte nicht zu viele Mentholkristalle gleichzeitig auf den Saunaofen legen. Sie könnten sich sonst entzünden. Alternativ können die Mentholkristalle auch im Aufguss-Wasser gemischt werden. Sie lösen sich im Wasser auf.

Von der Duftintensität sind die Mentholkristalle vergleichbar mit der Minze.

## **Fruchtige Düfte:**

Sehr beliebt unter den Saunadüften sind fruchtige Düfte. Mittlerweile gibt es fast jegliche, vorstellbare Obst und Gemüsesorten als Aufgussdüfte.

Klassische, fruchtige Düfte sind zum Beispiel: Orange, Orange-Honig, Honig, Erdbeere, Kirsche, Grapefruit, Ingwer, Mandarine, Limone, Blutorange, Zitrone, Apfel, Maracuja, Ananas, Himbeere. Je nach Geschmack können hier individuell Düfte zusammen gemischt werden. Ich persönlich mische sehr gerne Ingwer in meinen fruchtigen Düften. Die Ingwer hat eine sehr starke Note. Durch die Vermischung mit anderen Düften wird diese starke Note etwas entschärft.

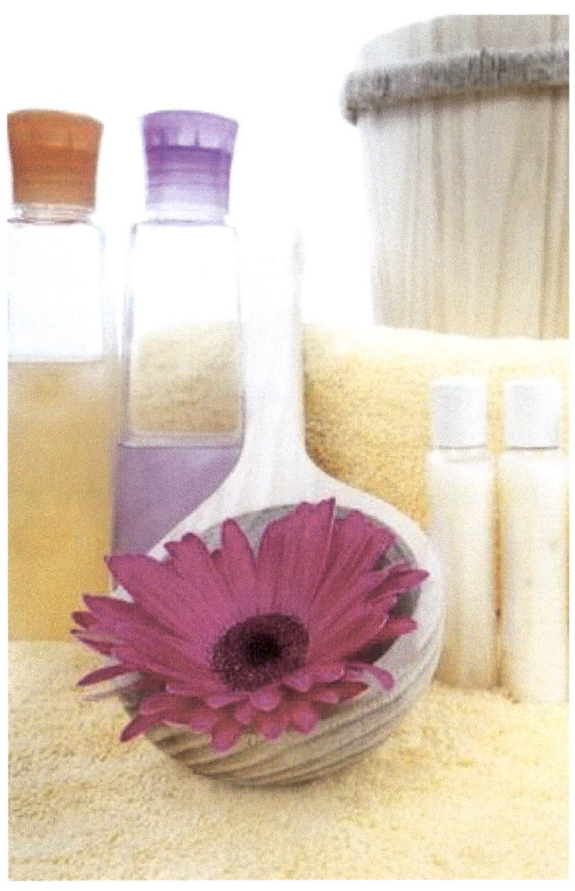

Wer etwas außergewöhnliches haben möchte, kann einen Mix aus Nüssen ausprobieren (Nuss Mix). Dieser Duft riecht wie ein Nuss-Schokoriegel. Lemongras ist ein weiterer toller Früchtemix. Er riecht nach Sommer und verbreitet damit ein wohltuendes Gefühl nach Erholung und Urlaub.

„Tutti frutti" oder „Tropic" sind für diejenigen gut geeignet, die einen intensiveren Duft im Bereich der Früchte mögen. Sie riechen sehr süß.

Kirschminze ist eine Möglichkeit einen Früchte Duft mit einem Duft, der die Atemwege befreit zu kombinieren. Die Kirsche nimmt ein wenig die schärfe aus dem Minzgeruch.

Nach einem Fruchtaufguss kommen frische Früchte, die auf einem Teller serviert werden sehr gut an. Sie sind eine tolle Erfrischung.

### „Waldige Düfte":

Aufregende und anregende Düfte sind unter anderem „Waldige Düfte". Ich persönlich nehme diese ganz gerne. Es gibt dort unter anderem Birke, Tanne, Sandelholz, Sanddorn, Rosenholz, Latschenkiefer oder die Fichte. Zum Einstieg empfehle ich die Birke, Sanddorn oder Sandelholz. Sie haben einen schönen, waldigen Geruch, der nicht zu intensiv ist. Wenn man während dieses Duftes die Augen schließt, fühlt man sich so, als würde man durch einen Wald laufen.

Wer es etwas intensiver mag für denjenigen empfehlen sich die anderen Düfte. Also Latschenkiefer, Fichte, Rosenholz oder die Tanne.

## **Beruhigende Düfte:**

Vor allem für den letzten Aufguss (um 22 Uhr) nehme ich sehr gerne einen beruhigenden Duft der zum schlafen anregt. Gut geeignet sind dafür Lavendel, Rosmarin, oder Melisse. Diese Basisdüfte kann man auch sehr gut mit einem anderem Duft kombinieren.

Diese Düfte verleiten nach dem Aufguss dazu sich schlafen zu legen. Für Besitzer einer eigene Sauna also perfekt!

# **<u>Besondere Düfte:</u>**

Neben den herkömmlichen Saunadüften kommen auch immer wieder neuere Düfte heraus. Um einige zu nennen: Kaffee, Pfeffer, Schoko, Madaratschka, Patchui, Slibowitz, Asiatraum, Anis, Märchenwald oder Wachholder.

 Saisonbedingt gibt es zum Beispiel Halloween- oder Weihnachtsdüfte. Weihnachtsdüfte nehme ich auch sehr gerne ab Mitte-Ende November. Empfehlen kann ich dort alle möglichen Variationen mit Zimt (Zum Beispiel Zimt-Orange) oder den Duft Weihnachtsgebäck. Weihnachtsgebäck riecht Spekulatius. Passend reiche ich davon ein paar nach dem Aufguss.

# Saunamythen

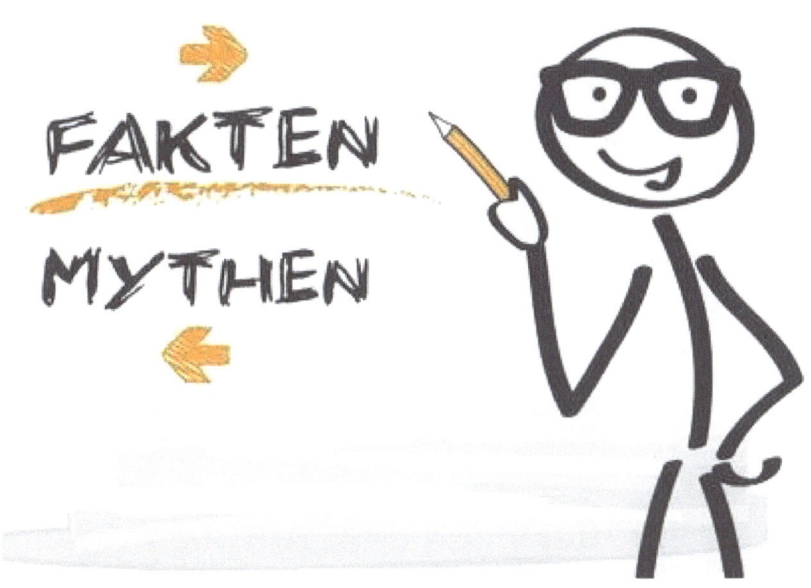

## Sauna ist nur etwas für ältere Menschen

Definitiv nein. In der heutigen Zeit steigt der Leistungsdruck als Arbeitnehmer oder als selbständiger immer weiter. Auch das studieren ist schneller und anspruchsvoller geworden. Viele Junge Menschen haben dies erkannt und nutzen die Sauna als einen Ort der Erholung. Besonders an den Wochenenden ist eine vermehrte Mischung zwischen Jung und Alt zu beobachten. Wer also mit gleichaltrigen saunieren möchte, dem kann ich die Wochenenden für einen regelmäßigen Sauna Besuch empfehlen.

Überwiegend nutzen Junge Leute das saunieren zum Entspannen und um wieder Kraft für den Alltag zu sammeln.
Die positiven Effekte, etwa ein gestärktes Immunsystem treten dabei eher in den Hintergrund.

Das ältere Publikum gehört zu den Stammgästen. Sie kommen in der Regel einmal in der Woche. Überwiegend kommen sie aus dem gesundheitlichen Effekt. Besonders vormittags und unterhalb Woche haben sich ganze Gruppen gebildet.

## Ein Bier nach dem Aufguss

Ein Saunagang ist Höchstleistung für den Körper. Ihn nach einem Saunagang zusätzlich mit Alkohol zu belasten wirkt Kontraproduktiv. Nicht nur wegen dem Alkohol, sondern auch, weil dem Körper zusätzlich Wasser entzogen wird. Nicht selten klagen Saunagäste über Kopfschmerzen die nach einem Saunagang Bier getrunken haben.

Was ich jedoch empfehlen kann ist ein alkoholfreies Weizenbier. Es enthält und wichtige Nährstoffe die dem Körper nach einem Saunagang fehlen.

# Kann man durch die Sauna abnehmen?

Leider nein. Durch das saunieren verliert der Körper kurzfristig Wasser, was zu einem kurzfristigem Gewichtsverlust führen kann und sich auf der Waage bemerkbar macht. Jedoch hat sich dies in der Regel am nächsten Tag wieder normalisiert.

Die Fettschichten bleiben jedoch bestehen und verschwinden nicht vom saunieren.

Dennoch: Regelmäßiges saunieren regt den Stoffwechsel an und kann mittel- bis langfristig beim Abnehmen helfen.

## Sauna ist teuer!

Die großen öffentlichen Saunen verlangen für einen Saunaaufenthalt zwischen 15€ und 30€. Für regelmäßige Saunagäste gibt es jedoch meistens Vorteilskarten mit einem entsprechen Rabatt. Einfach in den verschiedenen Saunen in der näheren Umgebung nachfragen. Es gibt jedoch auch kleine Saunen die deutlich preiswerter sind.

Ich selbst nutze ein Fitness Studio (20€ monatlich), dass über eine Sauna verfügt. Diese verfügen zwar meist nur über eine Sauna und es gibt auch keine Aufgüsse. Dennoch reichen sie vollkommen aus.

Außerdem haben Fitness Studios noch einen weiteren Vorteil. Man kann sich vorher sportlich ertüchtigen. Bitte nach dem Sport eine Pause einlegen damit sich der Puls vor dem Saunagang wieder normalisiert. Und das Trinken nach dem Sport nicht vergessen! Zum Anderem gibt es in vielen Großstädten oder auf dem Land private, kleinere Saunaanlagen die preislich deutlich unter den Tarifen der öffentlichen Bädern angesiedelt sind. Hier empfiehlt es sich im Internet danach zu suchen.

## Ich nehme immer Eis mit in die Sauna um länger durch zu halten

Immer wieder sehe ich Saunagäste, die zum Saunagang oder gar zum Aufguss „Crush-Eis" mitnehmen. Meistens mit der Begründung länger durchzuhalten.

Das abkühlen während eines Saunaganges stört den Schwitzprozess und ist kontraproduktiv. Es sollte daher auf „Crush-Eis" während des Saunierens verzichtet werden.

Es ist deutlich sinnvoller auf seinen Körper zu hören und die Sauna nach eigenem Empfinden zu verlassen. Alternativ kann sich von den obersten auf den untersten Bänken gesetzt werden.

**Die Sauna ist mir zu voll. Ich möchte nicht wie die „Hühner" auf einer Stange sitzen**

Da stimme ich zu 100% zu. Teilweise frage ich mich, wie es Spaß machen kann mit 50 Leuten gleichzeitig in einem Aufguss zu sitzen. Zum Teil saßen Saunagäste schon auf den Fensterbänken.

Es gibt zwei Möglichkeiten dieses zu umgehen. Für alle Saunagäste, die keinen besonderen Wert auf einen Aufguss legen, können genau in dieser Zeit eine andere Sauna aufsuchen. Erfahrungsgemäß sind diese während eines Aufgusses kaum besucht.

Zum anderen kann auf andere, stoßfreie, Zeiten und Tage ausgewichen werden. Die meisten Besucher gehen am frühen Abend, Freitag Abends, samstags ab 14 Uhr und sonntags ab 14 Uhr in die Sauna.

Der frühe Nachmittag, direkt nach einer Frühschicht eignet sich daher prima für einen ruhigeren Saunaaufenthalt. Samstags vormittags ist es für gewöhnlich auch ruhiger und angenehmer. Außerdem können sonntags ab 18 Uhr die letzten Stunden entspannt sauniert werden. Die meisten Gäste verlassen die Sauna um diese Uhrzeit um sich auf den nächsten Arbeitstag vorzubereiten.

## Mir ist es als Dame unangenehm. Gibt es Alternativen?

Angst vor Belästigung und Momente der Cham nehmen an Bedeutung in der Öffentlichkeit zu. Aus diesem Grund gibt es in fast jeder Sauna einen speziellen Damen-Tag. An diesen Tagen ist der Zugang für männliche Gäste und männliche Angestellten nicht gestattet.

Da es an solchen Tagen erfahrungsgemäß doch sehr voll wird, empfiehlt es sich in dem frühen Morgensunden oder am frühen Nachmittag in die Sauna zu gehen.

# Können sich in der Sauna Krankheiten verbreiten?

Durch das hohe Besucheraufkommen in den Saunen besteht das Vorurteil, dass man sich dort schnell anstecken kann.

In Wirklichkeit ist es so, dass durch die hohen Temperaturen die Bakterien kaum eine Überlebenschancen haben und Viren inaktiviert werden.

Lediglich bei den niedrig-Temperatur-Saunen muss darauf geachtet werden. ( Zum Beispiel in Biosaunen. Diese haben meist eine Temperatur unter 50 Grad.)

# Leserbrief eines Saunabesuches

Im folgendem möchte ich typischen Saunabesuch aus einem Leserbrief heraus beschreiben.

Nach der Arbeit gehe ich zunächst ins Fitness Studio um von meiner Arbeit wieder abzuschalten. Vorab habe ich einen Freund vom Training gefragt, ob er mich danach für ein paar Stunden in die Sauna begleiten möchte.

Nach dem Training esse ich etwas Leichtes, trinke etwas um meinen Wasserspeicher aufzufüllen und packe meine Tasche für die Sauna. Drei Handtücher, einen Bademantel, ein Buch, genügend zu trinken, ein Apfel und frische Kleidung befindet sich in der Tasche.

Gegen 19 Uhr wartet schon mein Bekannter vor der Kasse. Wir buchen 3 Stunden Sauna. Umgezogen gehen wir vorab duschen. Als erste Sauna haben wir uns eine mit einer Temperatur von 70 Grad ausgesucht. Somit fangen wir langsam an und bereiten uns auf einen Aufguss vor. Nach 12 Minuten verlassen wir beide die Sauna und machen einen kleinen Gang durch den Außenbereich. Leicht erfrischt und abgekühlt gehen wir kalt duschen.

In unserer Ruhepause schauen wir auf die Aufgusstafel. 20:30 – Frucht Aufguss. Den wollen wir beide mitmachen.

Da uns noch genügend Zeit bis zum Aufguss bleibt, entspannen wir uns im Whirlpool.

Pünktlich um 20:25 gehen wir zur Sauna und nehmen an dem Fruchtaufguss teil. Nachdem wir uns wieder abgekühlt haben, gehen wir zu unseren Taschen und trinken etwas Wasser. Anschließend nehmen ein warmes Fußbad und lesen in Ruhe ein paar Seiten in unseren Büchern.

Es ist 21:30. Zeit für unsere letzte Saunarunde für heute. Dieses mal nehmen wir an einem Salzpeeling in der Dampfsauna teil.

Nachdem wir uns auch wieder nach dem Salzpeeling abgekühlt haben, gehen wir in Ruhe duschen und verlassen die Sauna.

Da wir beide Hunger bekommen haben, lassen wir den Abend bei einem leichten Essen beim Italiener um die Ecke ausklingen.

Am nächsten Tag gehen wir beide deutlich entspannter zur Arbeit.

# Von Saunagast zu Saunagast

1.)   Das Wochenend-Pärchen:

Dieses Pärchen kam jeden Samstag in die Sauna. Zum einen, um zu entspannen und zum anderen um durchzuschlafen. Die Frau arbeitete von montags bis samstags im Schichtbetrieb und litt an Schlafproblemen. Sie erzählte mir, dass sie durch regelmäßige Saunabesuche deutlich besser schlafen kann. Zum Teil schlief sie nach den ersten Aufgüssen für einige Stunden auf einer Ruheliege.

---

Merke:
Das Bedürfnis, nach einigen Saunagängen oder Aufgüssen schlafen zu wollen, sollte nachgegeben werden und nicht unterdrückt werden. Es ist ein natürlicher Effekt.

---

## 2.) Der Geschäftsmann:

Dieser Saunagast kam zwischen ein- und zweimal in der Woche. Zum einen, um sich von seinem Handwerksbetrieb zu entspannen und zum anderen um neue Kontakte zu knüpfen. Er war zu jedem nett und freundlich, hat aber auch seine Meinung vertreten. Nicht selten hat er durch seine offene Art neu Bekanntschaften und somit neue Kunden für sich gewinnen können. Auch wenn er vorwiegend zum Entspannen in die Sauna kam, war dies für ihn ein schöner Nebeneffekt.

## 3.) Der Familienausflug:

Weitere Stammgäste die regelmäßig Samstags oder Sonntags vormittags kamen, ist eine Familie. Die Kinder sind bereits in einem Alter von 25 Jahren. Die gesamte Familie nutzt dieses wöchentliche Ritual um mit der gesamten Familie zusammen zu kommen und zu Entspannen. Nicht selten gehen sie nach dem Sauna Besuch gemeinsam etwas essen.

## 4.)   Der Student:

Regelmäßig habe ich dieselben Studenten und Schüler in meinem Aufguss sitzen. Meistens gehen sie ein oder zwei Tage bevor eine Klausur ansteht in die Sauna um nochmal abschalten zu können. So haben sie einen freien Kopf vom Lernen und können entspannt in die Prüfung gehen.

---

Tipp:
Bevor eine Prüfung ansteht ist die Sauna der ideale Ort zum abschalten. Ein positiver Nebeneffekt: Das Einschlafen am Vorabend der Prüfung wird leichter fallen.

# Checkliste für den Saunagang

- Unbedingt vorher genügend Wasser trinken
- Drei Handtücher und einen Bademantel nicht vergessen
- Genügend Wasser mitnehmen
- Genügend Zeit einplanen

## Tipps während des Saunaganges:

- Vor dem Saunieren abduschen
- Mindestens 20 Minuten Ruhepause einhalten
- Ein warmes Fußbad hilft die erhöhte Körpertemperatur wieder zu normalisieren
- Mindestens drei Saunagänge
- Kein Trockeneis mit in die Sauna nehmen. Dies stört den Sauna Vorgang
- Kein Alkohol während des Saunabesuches

## Die Wirkung:

- Kurzfristiger Effekt: Die Haut sieht frischer aus. (Nach mindestens drei Saunagängen)
- Langfristiger Effekt: Bei regelmäßigen Besuch über mindestens drei Monate ist das Immunsystem gestärkt

## Ideen für günstige Eintrittspreise:

- Private Saunaanlagen im Umkreis von 20 Km sind meistens günstiger als Saunaanlagen in öffentlichen Schwimmbädern
- Saunen in Fitnessstudios können eine günstigere Alternative sein
- Einige Saunen bieten vergünstigte Sommertarife an
- Rabattkarten, Club-Karten oder ähnliches gewähren einen vergünstigten Eintrittspreis

# Danksagungen

Vielen Dank an meine Familie die mich in meinem Vorhaben diesen Ratgeber zu verfassen stets unterstützt hat.

Vielen Dank an Jonas und Leon. Die sowohl stetig für Motivation gesorgt haben und bei der professionellen Gestaltung und Korrektur dieses Werkes mitgedient haben.

www.ingramcontent.com/pod-product-compliance
Lightning Source LLC
Chambersburg PA
CBHW050835290526
45792CB00001B/401